BEI GRIN MACHT SICH IHR WISSEN BEZAHLT

- Wir veröffentlichen Ihre Hausarbeit, Bachelor- und Masterarbeit
- Ihr eigenes eBook und Buch - weltweit in allen wichtigen Shops
- Verdienen Sie an jedem Verkauf

Jetzt bei www.GRIN.com hochladen und kostenlos publizieren

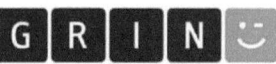

Johann Marek

Einführung in wissenschaftliches Arbeiten für Lernende in Gesundheitsfachberufen

Förderung der Selbstlernkompetenz – Mögliche Begleitunterlage für Akademien und Hochschulen

Bibliografische Information der Deutschen Nationalbibliothek:

Die Deutsche Bibliothek verzeichnet diese Publikation in der Deutschen Nationalbibliografie; detaillierte bibliografische Daten sind im Internet über http://dnb.d-nb.de/ abrufbar.

Dieses Werk sowie alle darin enthaltenen einzelnen Beiträge und Abbildungen sind urheberrechtlich geschützt. Jede Verwertung, die nicht ausdrücklich vom Urheberrechtsschutz zugelassen ist, bedarf der vorherigen Zustimmung des Verlages. Das gilt insbesondere für Vervielfältigungen, Bearbeitungen, Übersetzungen, Mikroverfilmungen, Auswertungen durch Datenbanken und für die Einspeicherung und Verarbeitung in elektronische Systeme. Alle Rechte, auch die des auszugsweisen Nachdrucks, der fotomechanischen Wiedergabe (einschließlich Mikrokopie) sowie der Auswertung durch Datenbanken oder ähnliche Einrichtungen, vorbehalten.

Impressum:

Copyright © 2011 GRIN Verlag, Open Publishing GmbH
Druck und Bindung: Books on Demand GmbH, Norderstedt Germany
ISBN: 978-3-640-94790-4

Dieses Buch bei GRIN:

http://www.grin.com/de/e-book/174360/einfuehrung-in-wissenschaftliches-arbeiten-fuer-lernende-in-gesundheitsfachberufen

GRIN - Your knowledge has value

Der GRIN Verlag publiziert seit 1998 wissenschaftliche Arbeiten von Studenten, Hochschullehrern und anderen Akademikern als eBook und gedrucktes Buch. Die Verlagswebsite www.grin.com ist die ideale Plattform zur Veröffentlichung von Hausarbeiten, Abschlussarbeiten, wissenschaftlichen Aufsätzen, Dissertationen und Fachbüchern.

Besuchen Sie uns im Internet:

http://www.grin.com/

http://www.facebook.com/grincom

http://www.twitter.com/grin_com

Johann Marek

Einführung in wissenschaftliches Arbeiten für Lernende in Gesundheitsfachberufen

Förderung der Selbstlernkompetenz –
Mögliche Begleitunterlage für Akademien und Hochschulen.

Ich bedanke mich bei

Herrn Dr. Helmut Hagemann und
Herrn Martin Klaus

für Ihre Unterstützung bei der Entstehung dieser Publikation.

Vorwort

Die ärztliche Tätigkeit zu unterstützen, ist die Aufgabe von Gesundheitsfachberufen. Eine aktuelle Liste dieser Berufe ist an der Bundesärztekammer erarbeitet worden und steht zur Einsicht frei[1]. Diese Berufe haben sich insoweit schon in unserer Gesellschaft und deren Gesundheitswesen etabliert, als dass nach erfolgreicher Weiterbildung (beispielsweise zum Ergotherapeuten/in) ein Hochschulstudium angeschlossen werden kann[2]. Soweit die fachliche - und man kann sagen - erfolgreiche Entwicklung der „Dinge an sich".

Doch die eigentliche Entwicklung findet im Menschen statt – hier im Lerner, der sich immer wieder neu, kreativ und eigenständig mit Wissen und Wissensvermittlung in den darin inhärenten Problemlagen auseinandersetzen muss. Dies betrifft auch, wie im vorliegenden Büchlein behandelt, eine Arbeitsweise, die sich wissenschaftliches Arbeiten tituliert. Hier werden den Lernern Verfahren, Regeln und Strukturen zugemutet, die er so bis dahin nicht nutzte und er setzt sich hierbei einer Disziplin aus, die er wohl oder übel aushalten muss, wenn er eine wissenschaftliche Arbeit schreibt.

Aufgrund eigener Erfahrung in Lern-Lehr-Situationen u. a. stellte und stelle ich immer wieder fest, dass dieses Fach „Wissenschaftliches Arbeiten" gerade für Gesundheitsfachberufe eine der basalen Fertigkeiten und im weiteren Sinne eine Schlüsselkompetenz ist, über die im Gesundheitsberuf Tätige verfügen können müssen.

Dieses Büchlein kann / soll den Lehr-Lern-Prozess zwischen Lernern und Lehrer insoweit unterstützen. Das genuine Ziel jedoch dieser Ausarbeitung ist die Stärkung letzthin der Selbstlernkompetenz der Lerner.

---

[1] http://www.bundesaerztekammer.de/downloads/1.pdf
[2] http://www.hv-gesundheitsfachberufe.de/dokumente/nehmen_an_attraktivitaet_zu.pdf

Inhaltsverzeichnis

Abkürzungsverzeichnis II
Abbildungsverzeichnis III
Tabellenverzeichnis IV

1. Einleitung 1
   1.1 Problemstellung 2
   1.2 Zielsetzung 3
   1.3 Gliederung 4

2. Vorgehensweise 5
   2.1 Zeit 6
   2.2 Lernort - Raum 7
   2.3 Herausforderung 8

3. Die Hausarbeit 10
   3.1 Themenwahl 10
   3.2 Literaturauswahl 11
   3.3 Lesen 13
   3.4 Gliederung 13
   3.5 Verarbeiten des Materials 14
   3.6 Qualitätssicherung 15
   3.7 Eidesstattliche Erklärung 17
   3.8 Belege für die Hausarbeit – die wissenschaftliche Herkunft 18
       3.8.1 Zitationsregel 19
       3.8.2 Das Literaturverzeichnis 23
       3.8.3 Das Abbildungsverzeichnis 26
       3.8.4 Das Tabellenverzeichnis 27
       3.8.5 Das Abkürzungsverzeichnis 27
       3.8.6 Der Anhang 28
       3.8.7 „Noch ein Hinweis" 28

4. Das Referat 30
   4.1 Der allgemeine Aufbau, Vortrag 30
   4.2 Die Vorbereitung des Vortrages 32
   4.3 Im Vortrag 32

5. Praxisbeispiele 34
   5.1 Hausarbeiten Beispiel 34
   5.2 Referat Beispiel 36

6. Zusammenfassung 39

Literaturverzeichnis 41

Anhang 1: Der wissenschaftliche Prozess V
Anhang 2: Auszug von formalen Leitlinien der Hochschule des IB VI
Anhang 3: Ein mögliches Prüfungsschema VII

Abkürzungsverzeichnis

Abs.	Absatz
Aufl.	Auflage
Hrsg.	Herausgeber
i. S. v.	Im Sinne von
IB	Internationaler Bund
MEZ	Markieren, Exzerpieren und Zitieren
q. e. d.	quod erat demonstrandum (was bewiesen werden musste)
v. g.	vorgenannt
vgl.	Vergleiche
wiss.	wissenschaftlich

Abbildungsverzeichnis

Abbildung 1: Ein Beispiel für eine Abbildung 27
Abbildung 2: Slide-Satz für Referat 37
Abbildung 3: Der wissenschaftliche Prozess V
Abbildung 4: Formale Leitlinien VI

Tabellenverzeichnis

Tabelle 1 Zeitbedarf 6
Tabelle 2 Gegenüberstellung 20
Tabelle 3: Bewertungsbogen Hausarbeit VII

1. Einleitung

Diese Ausarbeitung ist pointiert auf die Fachbereiche der Gesundheitsberufe. Insofern gehen wir hier verstärkt von solch einem Berufsbild und dessen Anforderungen aus – als ein Hauptbeispiel soll uns hierbei der „Ergotherapeut" dienen.

Ergotherapeuten haben das Ziel, Menschen bei der Durchführung von für sie bedeutungsvollen Betätigungen in den Bereichen Selbstversorgung, Produktivität und Freizeit/Erholung nach verschiedenen Konzepten in ihrer Umwelt zu stärken (vgl. MED-Akademie 2011a, Abs. 1). Die Ausbildung „Ergotherapie" umfasst neben vielen anderen Teilbereichen unter anderem den genuinen Bereich des wissenschaftlichen Arbeitens. Die gesetzliche Grundlage hierzu ist für die Ergotherapie-Ausbildung niedergelegt in dem "Gesetz über den Beruf der Ergotherapeutin und des Ergotherapeuten" sowie in der "Ausbildungs- und Prüfungsverordnung für Ergotherapeutinnen und Ergotherapeuten". Hierin ist u. a. festgelegt, dass Schulungen zu erfolgen haben, die die Fachkompetenz der Auszubildenden stärken in den Punkten (JURIS[3] 2011, Anlage 1 (zu § 1 Abs. 1)):

„2.1 Einführung in die fachbezogene Terminologie
2.2 Berichten und Beschreiben
2.3 Beurteilen und Charakterisieren
2.4 Referieren und Argumentieren
2.5 Einführung in die Statistik und fachbezogene Anwendung
2.6 Fachenglisch
2.7 Benutzung und Auswertung von deutscher und fremdsprachiger Fachliteratur
2.8 Erarbeiten einer schriftlichen Abhandlung auf der Grundlage einer Problemuntersuchung"

Wir erweitern in diesem Büchlein ein wenig die Öffnung des Gesundheitsberufes bzgl. wissenschaftlichen Arbeitens und dessen Anforderungen und nehmen die Berufsgruppe der Arbeitserzieher aus handlungsleitender Programmatik hinzu. Denn was für den Ergotherapeuten[4] gilt, trifft auch mehrheitlich auf die Ausbildung zum „Arbeitserzieher" zu und zeigt ähnliche Zielsetzungen auf. Der Arbeitserzieher nimmt

---
[3] JURIS ist ein offizielles Web-basiertes Nachschlagewerk des „Bundesministerium der Justiz".
[4] Der besseren Lesbarkeit folgend wird in dieser Arbeit von Schülern, Ergotherapeuten, Arbeitserziehern etc. gesprochen. Sicherlich sind hiermit auch Schülerinnen, Ergotherapeutinnen und Arbeitserzieherinnen gemeint.

sowohl sozialpädagogische Aufgaben als auch die eines Ausbilders wahr. Er gibt fachliche Anleitungen beim Erwerb beruflicher Grundqualifikationen oder bei einfachen beruflichen Tätigkeiten und betreut dabei Menschen, die Hilfe benötigen, um ihren Lebensalltag selbständig zu bewältigen. „Der Lebensbereich ‚Arbeitsplatz' könnte [oft] aber ohne die Förderung des Arbeitserziehers von vielen behinderten und nichtbehinderten Menschen nicht betreten werden" (MED- Akademie 2011b, Abs. 1).

Beide, Arbeitserzieher wie auch Ergotherapeuten, sollen somit Fähigkeiten und Fertigkeiten aufweisen, die Dritte und sie selber in die Lage versetzen, Texte (Hausarbeiten) und Vorträge (Referate) so zu gestalten, dass diese **gültig, überprüfbar und zuverlässig** sind.

Diese v.g. Attribute sind die basalen Merkmale einer wissenschaftlichen Arbeit.

1.1 Problemstellung

Im Rahmen Ihrer Ausbildung werden Sie schriftliche Hausarbeiten und Referate anfertigen bzw. halten müssen und zwar unter wissenschaftlichen Gesichtspunkten.

Das kann ein Problem sein bzw. werden, denn diese Auseinandersetzung erfordert eine Arbeitsweise, die wir wissenschaftliches Arbeiten nennen. Es ist einerseits die Beschäftigung mit einschlägiger Literatur (und der Suche nach deren Qualität) und andererseits die Herausforderung an sich, mit eigenen Gedanken und Ideen übereinzukommen. Diese Verschränkung von beiden Aspekten – in eine „Form" gegossen - ergibt ein Werk, das Gütekriterien wissenschaftlichen Arbeitens genügen muss, um letzthin die Ziele Ihrer Ausbildung erfolgreich zu unterstützen.

In diesem Zusammenhang können Sie auf die hier gegebenen Hinweise und Empfehlungen zurückgreifen. Möglicherweise haben Sie aber auch aus der Zeit Ihrer anderen Ausbildung (z. B. Abitur) Unterlagen und Hilfen zum wissenschaftlichen Arbeiten verfügbar, die Sie nun wieder gewinnbringend nutzen können.

1.2 Zielsetzung

Das Ziel dieser Grundlage ist es, Ihnen einige für Ihre Ausbildung wesentliche Techniken bzw. Methoden und „Werkzeuge" wissenschaftlichen Arbeitens vorzustellen. Für eine umfangreichere Beschäftigung mit den unterschiedlichen Aspekten wissenschaftlichen Arbeitens sei hier beispielhaft auf die im Literaturverzeichnis angegebenen Titel verwiesen, die den nachfolgenden Erläuterungen z. T. zugrunde liegen.

Die Frage, die dieser wiss. Arbeit zugrunde liegt ist, inwieweit wir unseren Schülern und Studenten eine Unterlage zukommen lassen können, die sie nicht nur befähigt, sich auf den Prozess des wissenschaftlichen Arbeitens einzulassen, sondern darüber hinaus diese Personen in ihrer Selbstlernkompetenz bestärkt.

Weiterhin ist uns wichtig darzustellen, dass wissenschaftliches Arbeiten nicht ausschließlich „Schreiben" ausdrückt, sondern vor allem den Einsatz von Arbeitstechniken und Kreativität bedeutet, um sich auf diese Art und Weise mitzuteilen.

Die Lernziele sind folgerichtig, dass Sie erkennen, dass wissenschaftliches Arbeiten:

- ein Prozess ist,
- eine Auseinandersetzung mit Literatur ist (Vgl. Grunwald/Spitta 2008, S. 4),
- Auswahl und Selektion darstellt,
- auf Gütekriterien aufbaut (inhärent),
- in sich immer wieder zu Fragen führt, die den dann geschrieben Text betreffen, und
- sich mit der Strukturierung dieser Arbeiten auseinandersetzen.

Gerade letzter Punkt (wie auch Zitationsarten – hierzu später) sind oft Erschwernisse, die ein zügiges Arbeiten verhindern. Gilt doch, dass das „Gliedern" einer selbstgewählten oder vorgegebenen Themenstellung zu den Leistungen gehört, die jedem Schüler während seiner Ausbildung abverlangt werden (vgl. Deppe 1986, S.1).

1.3 Gliederung

Diese Ausarbeitung ist in ihrem Aufbau nach dem kumulierten Prinzip strukturiert. „Theisen (1992) definiert: ‚Nach dem kumulierten Prinzip erfolgt zwar auch ein schrittweises Ansammeln einzelner Argumentationselemente, hier entsteht aber zunächst eine Reihung, die der zusammenfassenden bzw. kommentierenden Schlussbemerkung dagegen …bedarf' (Theisen 1992, S. 124-125)" (Marek 2010a, S. 3). Alle Kapitel sind durch geeignete Übergänge verbunden (s. z. B. der Übergang von Kapitel 1.2 zu Kapitel 1.3), sodass sich ein logischer Zusammenhang wie ein roter Faden durch die Kapitel zieht.

Im Hauptteil dieser Arbeit werden wir, ausgehend von vorgenannter Zielsetzung im Kapitel 2 die Vorgehensweise des wissenschaftlichen Arbeitens erläutern – auf Basis u. a. der Grundlegung z. B. von Eco, Grunewald/Spitta, Theisen & Co.

Kapitel 3 ist dem Schwerpunkt „Hausarbeit" gewidmet – also stehen Themen wie Gliederungsarten, Zitationsformen sowie sonstige formale Regelungen für wiss. Arbeiten hierbei im Mittelpunkt.

Im nachfolgenden Kapitel 4 liegt der Fokus auf der wissenschaftlichen Form der Darbietung eines „Referats" und a posteriori wird auf Basis von Beispielen im Kapitel 5 ein kurzer Einblick in die Praxis gegeben. Im Schlussteil reflektieren wir die Ergebnisse in einer Zusammenfassung. Sie wird ergebnisoffen für Sie präsentiert, denn „Lernen ist immer eine Ermöglichung" – ob Sie sich nun „festgezurrt" an diese Unterlage halten oder Ihren eigenen Weg in der Erarbeitung gehen, ist nicht relevant. Was zählt, ist bei einer wissenschaftlichen Arbeit für Dritte immer der sichtbare bzw. hörbare Output!

(Sie erkennen sicherlich, dass die Darstellung dieser Unterlage für sich selber eine wissenschaftliche Arbeit ist – insofern kann diese Art und Weise des Outputs für Sie wiederum als Vorlage dienen. Weiterhin verweisen wir auf den Unterricht - hier werden wir die relevanten Teile, vor allem die des Referats, miteinander erarbeiten und üben.)

2. Vorgehensweise

Was ist nun wissenschaftliches Arbeiten? Wissenschaftliches Arbeiten ist eine Vorgehensweise. Die wiss. Leistungen sollen für Dritte objektiv nachvollziehbar sein. Das bedeutet, dass die Quellen der Herkunft offenzulegen sind, um die Leistung einer kritischen Würdigung unterziehen zu können.

Wer eine methodische Hausarbeit vor sich hat, kann erkennen, aufgrund welcher Tatsachen und Belege der Autor zu seinen Folgerungen gekommen ist und auf welche anderen Wissenschaftler (i. S. v. Quellen) er sich beruft. Die vorgenannten Ansprüche an so eine Arbeit verstehen sich als Gütekriterien einer wissenschaftlichen Arbeit.

Kurz gesagt:
1. Objektivität verlangt, dass jede gemachte Aussage überprüfbar ist.
2. Reliabilität bedeutet, dass die in der Arbeit verwendeten Methoden und Verfahren bei Wiederholung gleiche Ergebnisse erzeugen.
3. Validität zeigt sich darin, dass das, worüber Sie schreiben bzw. man schreibt, auch das wiedergibt, was der Titel und das Thema abhandelt (s. Kapitel 1.2 Zielsetzung).

Aber v. g. Gütekriterien – und dies ist eine der Maßgaben schlechthin - setzen ein bestimmtes Maß an Disziplin in Form einer strukturierten Arbeitsweise voraus. Eco, Theisen, Grunwald und Spitta – wie auch all die anderen, die erheblich Erfahrung mit dem Thema haben, weisen darauf hin, dass im Vorfeld des eigentlichen Schreibens ein Plan – ein Arbeitsplan - vonnöten ist (vgl. Eco 2010, S. 140; vgl. Theisen 1992, S. 17f; vgl. Grunwald/Spitta 2008, S. 14f). Die wissenschaftliche Arbeit muss demnach organisiert werden. Diese Organisation umfasst Zeit und Raum.

2.1 Zeit

Um Ihnen die Zeitplanung für Ihre Arbeitsplanung zu erleichtern, finden Sie nachfolgend ein paar Zeitangaben, die Sie dabei für die einzelnen Teile des Schreibprozesses berücksichtigen sollten:
- Vorbereiten und Planen: mindestens 30 %, aber auch schon mal 50 % des gesamten Prozesses für Stoffsammlung, Strukturierung und Gestaltung,
- Schreiben: ca. 20 % zum Füllen der leeren Seiten mit Worten; und
- Überarbeiten: ca. 30 % zum Korrigieren des ersten Entwurfes bis zur Fertigstellung.

Um den Zeitaufwand noch genauer schätzen zu können, hier ein paar harte Zahlen:
- 4 Stunden pro fertige Textseite (1,5 zeilig geschrieben),
- 8 Stunden pro Abstract- oder Vorwortseite, Einleitung und Schlussteil; und ca.
- 4 Stunden pro Seite des Literaturverzeichnisses (falls nicht sofort!!! mitgepflegt wird).

Eine anschauliche Darstellung über den gesamten Prozess liefert nachstehende Tabelle.

Tabelle 1 Zeitbedarf

Aufgabe	Datum / Zeitrahmen in Tagen
Literaturrecherche und Auswertung	2
Erstellung der ersten Grobgliederung	1
Abstimmung des Gliederungsentwurfes	fixes Datum
Verfeinerung der Gliederung	1
Schreibphase (inkl. Tage zur Ergänzung der Literaturrecherche)	(4Tage) – i.d.R. sind ungefähr 2 Seiten Text pro Tag gut machbar.
Zeitpuffer	2
Phase des Korrekturlesens	2
Endformatierung	2
Zeitreserve zum Ende hin	2
Abgabetermin	fixes Datum

Quelle: Vgl. Mark Richter 2008, S. 18.

Eine Hausarbeit z. B. in einem Umfang von 8 Textseiten benötigt (Kenntnisse des Stoffgebietes seien gegeben) somit mindestens 50 Arbeitsstunden (Netto-Zeit). Es bleibt festzuhalten, dass die Zeitdauer für die gesamte Bearbeitung zu planen ist. Auch Pausen gilt es zu berücksichtigen - und diese Pausen sollten eingehalten werden. Weiterhin sollte ein Puffer als Zeitreserve eingeplant werden (so ca. 10 %-15 % der Netto-Zeit). So kommen für die 8 Seiten schon mal zwei Wochen Bearbeitungszeit zusammen – und dies scheint durchaus realistisch.

2.2 Lernort - Raum

Den „idealen Raum" als solchen zu definieren obliegt Ihnen.

Ideal scheint dieser zu sein, wenn
- ein einzelner Raum immer dann zur Verfügung steht, wenn er gebraucht wird,
- er die viablen Lichtverhältnisse besitzt,
- er den notwendigen Platz bietet,
- er die technischen Einrichtungen und die „richtigen" Sitzmöglichkeiten aufweist, und
- er darüber hinaus von äußeren Störungen weitestgehend unbeeinflusst ist (vgl. Grunwald/Spitta 2008, S. 7f).

Es bleibt fraglich, ob so ein Raum lernförderlich scheint – sind wir doch durch unsere Sozialisation und durch passives Wissen an Orte verwiesen, die wissenschaftliches Arbeiten oft erst ermöglichen. Zum Beispiel an Bibliotheken – dies sind wahre Lernoasen und ihre „Aura" determiniert geradezu, sich mit relevantem Stoff zu beschäftigen. Oder nehmen wir den Klassenraum – hier kann in der Gruppe diskutiert werden und der Austausch fördert die eigene Entwicklung der Arbeit. Es scheint also mehr als einen „Raum" zu geben, der die wissenschaftliche Arbeit unterstützt. Der „ideale" Raum scheint für das „Schreiben" ideal zu sein – die Bibliothek hingegen für die Literaturrecherche und das Lesen usw. Es bleibt, dass unterschiedliche Schritte wohl in der Erstellung einer wissenschaftlichen Arbeit notwendig sind. Wir nennen dies den wissenschaftlichen Prozess zur Erstellung einer Arbeit, und dieser stellt immer wieder eine Herausforderung dar, sich auf ein Werk einzulassen.

2.3 Herausforderung

Eine wissenschaftliche Arbeit (i. S. v. Hausarbeit bzw. Referat) ist für die meisten Schüler eine Herausforderung. Gilt es doch zu bedenken, dass nicht „an einem Stück" geschrieben wird, sondern dies sich über Wochen „hinzieht". Da kann es schon vorkommen, dass die Motivation nachlässt und/oder andere Störungen auf den „Schreiber" einwirken.

Ob es nun ist, dass:

- zu viel Arbeit pro Woche auf sich genommen wird,
- ob wenige Pausen gehalten werden,
- Die eigenen Ansprüche zu hoch sind,
- das Thema sich einem nicht „eröffnet",
- das Selbstvertrauen abnimmt und Angst vor dem Versagen sich als Hemmnis erweist, oder
- wichtige andere Dinge Zeit in Anspruch nehmen usw.

Wir können nicht Ihr Zeit-Raum-Kontinuum organisieren und Ihr Leben gestalten. Doch ein paar Ratschläge dienen wir Ihnen an:

- Machen Sie regelmäßig Pausen – schaffen Sie einen körperlichen Ausgleich.
- Gestatten Sie sich jedoch, wenn Sie in einem Arbeitsfluss sind, dass Sie diesen nutzen.
- Halten Sie Ihren Zeitplan ein.
- Perfektionismus schadet (meist).
- Kommen Sie zu Ihrem eigenen Rhythmus – schieben Sie Ihr „Schreiben" so wenig auf wie möglich.
- Nutzen Sie kreative Methoden wie Mind Mapping etc., um sich einem Sachverhalt zu nähern.
- Trauen Sie sich, Fehler zu machen.

Gerade vorletzter Punkt ist bei Schülern bzw. Studenten, die ihre ersten wiss. Arbeiten schreiben, oft zu beobachten. Da wird jeder Satz zu einer ontologischen Sichtweise; die Arbeit dauert dann zu lange und der Schreiber ist unzufrieden, obwohl er doch das Thema verstanden hat; „er wollte es doch nur genau machen" – so lautet dann oft der Tenor.

Ein wichtiger Punkt, der nicht übersehen werden darf, ist:

- Belohnen Sie sich, für eine Leistung in der Arbeit, die ja nur Sie einschätzen können, entsprechend Ihrem empfundenen emotionalen Bedürfnis.

3. Die Hausarbeit

Wenn eine Hausarbeit erstellt werden muss, werden Sie zusätzlich zu den Ihnen vorliegenden Modulunterlagen weitere schriftliche Materialien benötigen. Von der Themenwahl bis zur schriftlichen Präsentation Ihres Vorhabens gliedert sich der wissenschaftliche Arbeitsprozess in nachfolgende (grobe) Arbeitsschritte:

- Themenwahl,
- Literatur- bzw. Stoffsammlung,
- Lesen des Materials,
- Verarbeitung des Materials (Gliederung und Seitenränder, Font, Font-Höhe etc.),
- Verarbeiten des Materials,
- Qualitätssicherung und Prüfung hinsichtlich Gütekriterien und
- nochmaliges Kontrollieren und Finalisieren der Reinschrift.

Dieser wiss. Prozess ist schematisch in der Darstellung in Anlage 1 veranschaulicht.

3.1 Themenwahl

Meist wird Ihnen an Akademien für Ergotherapie resp. Arbeitserziehung ein Thema für eine wissenschaftliche Arbeit vorgegeben. Diese sind meist von uns so „dimensioniert", dass Sie dies als ein handhabbares Thema im Sinne von Zeitbedarf und Umfang ansehen können. Insofern Sie eine freie Themenwahl haben, gilt es ein Thema zu „finden", das den Ansprüchen an eine Hausarbeit (Umfang, Einordnung ins Wissensgebiet) gerecht wird. Grunwald und Spitta (vgl. 2008, S. 8) zeigen stichpunktartig auf, welche „Hürden" hierbei zu beachten sind:

- Eindeutig definiertes Thema wählen (Was)
- Thema analysieren (Worum geht es)
- Einige Texte zu dem Thema überfliegen (kursiv lesen) – „sich schlau machen".
- Fragestellung zum Thema erarbeiten – dies ist oft eine schwierige Hürde, gerade für die Schüler, die noch nicht so gewandt sind in der Erstellung von wissenschaftlichen Texten.

- Beispiel: Wenn das Thema lautet „Die Ergotherapie in der Psychiatrie", so kann eine Fragestellung hierbei sein: „Inwieweit können neue Denkmuster antrainiert werden bei vorliegender beginnender Demenz – welche Interventionsmethoden können hierbei unterstützend wirken". Somit grenzen Sie nicht nur das Thema ein, sondern geben den Prüfern, Dozenten und Lesern sofort die Richtung auf, wohin Sie wollen, und können sich selber nun den basalen Notwendigkeiten der Literaturauswahl widmen.

3.2 Literaturauswahl

Wenn wir vorgenanntes Beispiel aufgreifen, dann dient sicherlich nicht nur der „Pschyrembel" als Ausganglektüre, sondern allein schon für die Begriffsbestimmungen sind mehrere Werke vonnöten. Es bietet sich an, Ihren Dozenten resp. Ihre Mitschüler in dieser Hinsicht zu fragen.

Auch kann eine Recherche im Internet helfen; doch Vorsicht: das Internet ist „groß" – wie auch die Gefahr, sich hierin zu „verlieren". Insofern gehen Sie auch hierbei wieder systematisch vor und suchen Sie die Literatur, die sich einschlägig mit dem Thema und Ihrer Fragestellung beschäftigt. Literatur, die sich augenscheinlich genau mit Ihrer Fragestellung auseinandersetzt, nennt sich Primärliteratur. Sekundärliteratur ist die Literatur, die sich auf Primärliteratur bezieht. Es geht also um die eigentliche Quelle (primär) eines Flusses und nicht um die in der Mündung des Flusses gefundenen Tropfen (sekundär). Nun steht nicht immer Primärliteratur zur Verfügung, gerade bei historischen Texten ist dies nicht der Fall, sodass also auch Quellen aus zweiter Hand (vgl. Eco 2010, S. 64) genommen werden können.

Rückriem (1990) unterscheidet nach Angabe von Sievers und Enk (2006) wissenschaftliches Material in drei Arten:
- „Primäres Material: Hierunter versteht man das gesamte wissenschaftliche Originalschrifttum (Bücher, Zeitschriften, Hochschulschriften etc.), das den eigentlichen Gegenstand der wissenschaftlichen Arbeit darstellt (vgl. Rückriem u. a. 1990, S. 89).

- Sekundäres Material: Als sekundäres Material werden üblicherweise Verzeichnisse bezeichnet, die in systematisch geordneter Form Originalschrifttum nachweisen (Bibliographien, Literaturverzeichnisse, Verlagskataloge etc.). Dieses Material kann somit als Mittel bezeichnet werden, um primäres Material zu erschließen (vgl. ebd.).
- Tertiäres Material: Hierunter wird schließlich jene Literatur verstanden, die in zusammenfassender, thematisch geordneter oder einen Überblick gebender Form darstellt (Wörterbücher, Lexika, Handbücher etc.). So gesehen ist dieses Material Mittel und Gegenstand wissenschaftlicher Arbeit zugleich (vgl. ebd.)." (Sievers/Enk 2006, S. 3)[5]

Viele Bücher und Skripten enthalten im Anhang ein mehr oder weniger umfangreiches Literaturverzeichnis, das Ihnen bei der Suche nach weiterer Literatur helfen wird. „Wikipedia"[6] beispielsweise kann Literaturhinweise geben. Für die Suche und Sammlung geeigneter Literatur ist es jedoch unerlässlich, sich in einer Bibliothek auszukennen (z. B. Württembergische Landesbibliothek in Stuttgart). „Ihre" Literatur können somit alle schriftlichen Unterlagen darstellen, die Sie bei Ihrem Arbeitsvorhaben unterstützen – wie z. B.:
- Fachliteratur,
- Lexika,
- Wörterbücher,
- Gesetzestexte, Verordnungen etc.,
- Mitschriften aus Lehrveranstaltungen,
- Rezensionen (Fach-)Zeitungen und einschlägige Fachzeitschriften,
- Prospekte, Broschüren,
- innerschulische Mitteilungen, Aktennotizen, Rundläufe, Weisungen und
- einschlägige Internetseiten.

Nun geht es, wie vorhin erwähnt, um die Themenwahl und Fragestellung und letzthin um die Bildung von „Schlüsselwörtern", die Ihnen helfen, das notwendige Literaturportfolio zur Arbeit zu bilden. Aber bedenken Sie – es muss nicht nur gesammelt, sondern auch gesichtet, gelesen und verstanden werden.

---

[5] Diese Art ist ein Beispiel für die Nutzung einer Sekundärquelle.
[6] Diese Quelle ist nicht zitierfähig in einer wiss. Arbeit; da z.B.: nicht eindeutig einem Autor zuordenbar – darüber hinaus ist es eine Sekundärquelle, die nicht abgesichert scheint unter wiss. Gesichtspunkten.

3.3 Lesen

„Lesen" meint, den Stoff in einer logischen Abfolge verarbeiten (Vgl. Marek 2011, S. 49):

- Aktiv Lesen meint, Text überfliegen (also kursorisch lesen), Überblick gewinnen (Titel, Inhaltsverzeichnis, Vorwort, Einleitung und Zusammenfassung prüfen.
- Markieren der relevanten Textstellen eines Lesestoffes (Kapitel), sich (eigenen) Fragen aussetzen („Was mir diese Textstellen für meine Arbeit bringen")
– falls Sie sich entschieden haben für den Text, dann lesen Sie diesen intensiv, sodass Sie Begriffe und Zusammenhänge verstehen und selbständig erklären können. Geben Sie diese Stoff in einem 6-10-Zeiler mit eigenen Worten wieder: Sie exzerpieren, so der Fachausdruck.
- Literaturangaben und Fundstelle immer sofort dokumentieren. Was nützt Ihnen der schönste Satz, wenn Sie nicht mehr wissen, wo sie diesen gelesen haben und ein Plagiat schreiben? Dies scheint nicht opportun (hierzu später mehr).

Vorgenanntes Verfahren hat auch die bekannte Abkürzung „MEZ" – Markieren, Exzerpieren und Zitieren. Doch bringen einige Exzerpte alleine nicht den gewünschten Effekt, sie müssen in einen logischen Zusammenhang gebracht werden – dies geschieht in aller Regel in einer (vorläufigen) Gliederung.

3.4 Gliederung

Den groben Entwurf Ihrer Arbeit bietet eine erste Gliederung. Wir werden die einzelnen Gliederungsformen und Arten nicht definieren, sondern geben Ihnen eine Form und Art vor – insofern Sie sich hier ein tiefergehendes Verständnis erarbeiten möchten, so verweisen wir auf das Literaturverzeichnis bzw. empfehlen, sich doch auf den Internet-Seiten der verschiedenen Hochschulen umzuschauen; hier finden Sie Anregungen zuhauf. Jede wissenschaftliche Arbeit besteht aus den Teilen:

- Deckblatt (Themengebiet der Arbeit, Titel der Arbeit, Verfassername, Adresse)

- Inhaltsverzeichnis
- Abkürzungs-, Abbildungs- und/oder Tabellenverzeichnis
- Textteil
- Einleitung
- Hauptteil / Darstellungsteil
- Fazit bzw. Schlussfolgerungen und Ausblick
- Literaturverzeichnis
- Anhang
- Eidesstattliche Erklärung

Die Gliederungsschemata an vielen Akademien und Hochschulen sind numerisch, wobei darauf geachtet werden soll, dass nicht zu tief untergliedert wird (max. 4 Stufen) und dass ein Oberpunkt, wenn er untergliedert wird, immer mindestens zwei Unterpunkte aufweisen muss.

In diesem Zusammenhang ist es sinnvoll, weitere Formvorschriften über Umfang und Form zu geben. Hier verweisen wir auf ein aktuell gültiges Schema der Hochschule des Internationalen Bundes im Anhang 2 (selbiges wird an der Medizinischen Akademie des Internationalen Bundes verwendet). Zusätzlich zu beachten ist, dass Absätze soweit sinnvoll einzubringen sind.

3.5 Verarbeiten des Materials

Eco, Theisen, Grunwald und Spitta (und wahrscheinlich die meisten Autoren bzgl. wissenschaftlichen Arbeitens) zeigen Folgendes auf (vgl. Grunwald/Spitta 2008, S 13f; vgl. Eco 2010, S. 63f; vgl. Theisen 1992, S. 94, S. 121):

- Die sprachliche Darstellung muss dem Fach angemessen sein.
- Die Formalien müssen beachtet werden.
- Die Exzerpte müssen in die Gliederung einpasst werden und gleichzeitig muss das Literaturverzeichnis mitgepflegt werden.
- Alle Sätze weisen eine grammatikalische Grundform auf.

- Jedes Kapitel soll in sich erstmals abgeschlossen sein – die Kapitelübergänge können und müssen nach der ersten Rohfassung eingepasst werden, damit die „Dramaturgie" der Arbeit stimmig ist.
- Nochmals: die Literaturquellen sind immer sofort mit einzupflegen.
- Wissensgenerierung soll in einer Hausarbeit nicht stattfinden. Es geht primär darum, mit einer wissenschaftlichen Arbeit zu präsentieren, dass das Thema verstanden wurde.
- Fremdwörter sind zu verwenden – soweit angebracht bzw. da wo notwendig (Beispiel Neurophysiologie), ansonsten ist ein sparsamer Umgang angeraten.
- Abkürzungen, Abbildungen und Tabellenverzeichnisse sind mitlaufend zu pflegen.
- Die „eigenen" Gedanken des Schülers sollen und müssen erkennbar sein, sich also von den Zitationen abheben. Wörter wie „ich denke.. glaube.. bin mir sicher.. ich meine" sind zu vermeiden. Auch das Wort „ich" soll sparsamst verwendet werden.
- Die Einleitung und Zusammenfassung sind die Teile, wo eigenständige Gedanken und Sichten vor allem darzulegen sind.
- Anmerkungen können in einer Fußnote platziert werden.

Diese Verarbeitungs-Qualität kann schon mitlaufend bei einer wiss. Arbeit betrieben werden oder (dann mit manchmal geringerem Aufwand) kurz vor Ende der Fertigstellung des Rohmanuskripts erfolgen.

3.6 Qualitätssicherung

Auch für Hausarbeiten gilt „prüfe wer sich ewig bindet". Es kommt oft vor, dass Schüler und Dozenten bzw. Prüfer sich, nachdem die Arbeit abgegeben wurde, über Übersichtsfehler wundern, die vor allem in der mangelnden Endkontrolle liegen. Gründe können hierfür sein, dass „man endlich die Arbeit vom Tisch haben will" bzw. sich im Vorfeld nicht mit einer Qualitätscheckliste vertraut gemacht hat.

Formalien-Checkliste
- Habe ich die Formvorschriften eingehalten?
  - Stimmen Seitenlayout, Seitenzahl, Zeilenabstände, Font und Font-Höhe?
  - Stimmt die Dreiteilung der Arbeit im Seitenumfang – also ca.
    - 10-15% Einleitung,
    - 60% Textteil und
    - 10-15% Abschluss?
- Sind alle Gliederungsteile in das Inhaltsverzeichnis eingegangen?
- Sind die Quellen benannt und im Literaturverzeichnis aufgenommen?
- Weist das Literaturverzeichnis Autoren auf, die nicht verwendet wurden?
- Ist die Rechtschreibprüfung eingeschaltet gewesen?
- Sind alle Abkürzungen, Abbildungen und Anlagen am richtigen Ort?
- Sind überflüssige Leerzeichen zwischen Wörtern eliminiert?
- Ist der Ausdruck sauber aus dem Druck?
- Stimmen Deckblatt mit der Arbeit überein?
- Ist die Gliederungsnummerierung durchgängig aufsteigend?
- Ist die eidesstattliche Erklärung vorhanden?
- Et cetera (meint: kennen Sie Ihre eigenen Schwächen im Schreibprozess?).

Insofern Sie formale Fehler entdecken, lassen sich diese meist leicht beheben!

Inhaltliche Checkliste (Gütekriterien):
- Ist das Ziel der Arbeit erläutert?
- Stimmt die Arbeit mit dem Titel überein?
- Sind Kapitelübergänge vorhanden?
- Ist die Sprache dem Thema angemessen?
- Ist in der Zusammenfassung das Thema, wie es bearbeitet wurde, erkennbar?
- Sind die einzelnen Kapitel logisch aufeinander aufbauend?
- Sind eigene Gedanken erkennbar, abgegrenzt zu Zitationen? Und:
- Sind Sie mit Ihrer Arbeit zufrieden?

Beide Checklisten bzw. Qualitätssicherungen können an einer möglichen Bewertungsrichtlinie orientiert sein – ein Beispiel hierzu liefert Anlage 3 für Ihren Ansatz.

Wenn Sie der Meinung sind, dass Sie noch nacharbeiten oder umformulieren müssen und noch ZEIT vorhanden ist, dann setzen Sie sich an den Text. Suchen Sie sich keine neue Literatur etc. aus, sondern arbeiten Sie mit Ihrem Text.

Nun, bevor Sie abgeben, kann durchaus ein Mitschüler Ihre Arbeit lesen. Hier werden Sie sicherlich noch Anregungen erfahren. Dann finalisieren Sie Ihre Arbeit nochmals und fügen Ihre Versicherung, dass Sie der Autor des Werkes sind, auf das letzte „leere" Blatt der Arbeit, bevor Sie abgeben.

3.7 Eidesstattliche Erklärung

Das letzte Blatt Ihrer Arbeit ist reserviert für eine Erklärung, wie sie beispielsweise an der Hochschule des IB verwendet wird:

Ich versichere, dass ich die Arbeit selbstständig und ohne Benutzung anderer als der angegebenen Hilfsmittel angefertigt habe. Alle Stellen, die wörtlich oder sinngemäß aus Veröffentlichungen oder anderen Quellen entnommen sind, sind als solche kenntlich gemacht. Die Arbeit wurde weder bisher in gleicher oder ähnlicher Form noch in Teilen bei anderen Prüfungsbehörden vorgelegt und auch nicht veröffentlicht.

I declare that I have developed and written the enclosed thesis entirely by myself and have not used sources or means without declaration in the text. Any thoughts or quotations which were inferred from these sources are clearly marked as such. This thesis was not submitted in the same or in a similar version, not even partially, to any other authority to achieve an academic grading and was not published elsewhere.

Durch vorgenannte Erklärung geben Sie bekannt, dass Sie der Urheber des Werkes sind und bei Fehlverhalten Ihrerseits mit Sanktionen rechnen. Im Falle eines Verstoßes wird die Arbeit mit „6" benotet und Sie müssen diese Arbeit wiederholen. Unabhängig davon – Sie geben sich der Scham hin und setzen sich einem Vertrauensverlust aus. Der Verstoß gegen o. g. Erklärung nennt sich Plagiat.
Ein Plagiat ist nach Paul Englisch „… die aus freier Entschließung eines Autors oder Künstlers betätigte Entnahme eines nicht unbeträchtlichen Gedankeninhalts eines anderen für sein Werk in der Absicht, solche Zwangsanleihe nach ihrer Herkunft durch entsprechende Umgestaltung zu verwischen und den Anschein eigenen Schaf-

fens damit beim Leser oder Beschauer zu erwecken." (Paul Englisch 1933, S. 81f., zitiert nach Weber-Wulff 2007, Abs. 2)

Die aktuelle Situation (2011) in der Presse und in den Internet-Foren hinsichtlich solcher Verstöße ist eine Seite, die andere Seite jedoch ist, dass Menschen bis in die Grundfesten ihrer Lebenslage pertubiert werden. Unabhängig, ob es beim Urheber des plagiierten Werkes Betroffenheit, Wut oder andere Emotionen auslöst, so stehen dem Urheber gegenüber dem Plagiatoren erhebliche rechtliche Mittel zu, die sich in einer basalen Jurisdiktion manifestiert – dem „Urheberrechtsgesetz" (UrhG). Nach § 1 UrhG gilt: „Die Urheber von Werken der Literatur, Wissenschaft und Kunst genießen für ihre Werke Schutz nach Maßgabe dieses Gesetzes", womit nach § 2 Abs. 2 UrhG Werke gemeint sind, die nur persönliche geistige Schöpfungen darstellen (vgl. JURIS 2009).

Plagiat lohnt meist nicht im Rahmen des eigenen wissenschaftlichen Aufsatzes – der Hausarbeit. Zwar sind viele Plagiat-Schein-Argumente möglich bzgl. der „Copy & Paste-Manier" (keine Zeit, wusste ich nicht, ist doch nur eine Seite gewesen etc.), am „Ende des Tages" fehlte derjenige/diejenige jedoch! Insofern ist ein Plagiat ein „geistiger Diebstahl" an sich selber, da die eigene Kreativität nicht zu den Gedanken führte, die ein eigenes Werk auszeichnet. All das zu vermeiden ist einfach, indem Sie fremdes schriftlich fixiertes Gedankengut[7] in Ihrer Arbeit mittels der Zitationsregeln und der Literaturhinweise einer sorgfältigen Prüfung unterziehen, bevor die Arbeit abgegeben wird.

3.8 Belege für die Hausarbeit – die wissenschaftliche Herkunft

„Grundsätzlich muss die Herkunft aller Gedanken und Ergebnisse … eindeutig belegt werden"(Grunwald/Spitta 2008, S. 26). Dies gilt sowohl für direkte Zitate (also wörtliche Wiedergabe), als auch für indirekte Zitate (sinngemäß mit eigenen Worten formuliert) und muss durch Belege in Form von Quellennachweisen ausgedrückt werden (vgl. ebenda). Eco führt in seinem Bestseller „Wie man eine wissenschaftliche Abschlußarbeit schreibt" hierzu aus: "Zitieren ist wie in einem Prozess etwas unter

---

[7] Wir haben (auch) diese wiss. Arbeit auf Plagiatsfehler untersucht - mittels einer Plagiatserkennungssoftware, um sicherzustellen, dass keine Quellenangaben etc. vergessen wurden.

Beweis stellen. Ihr müßt [sic] die Zeugen immer beibringen und den Nachweis erbringen können, daß [sic] sie glaubwürdig sind. Darum muß [sic] die Verweisung genau sein (man zitiert keinen Autor, ohne das Buch und die Seite des Zitats anzugeben), und sie muß [sic] von jedermann kontrolliert werden können." (Eco 2010, S. 204)[8]

Letzthin geht es um die Formalien des wissenschaftlichen Arbeitens und um die Sicherstellung, dass keine Urheberrechtsverletzungen vorsätzlich eintreten. Darüber hinaus ist es selbst für einen Professor schwer, ohne Belege auszukommen – auch wird er sich hüten, sich einer wissenschaftlichen Auseinandersetzung zu verschließen (vgl. Grunwald/Spitta 2008, S. 17).

Doch um es vorweg festzuhalten: Zitierfähig in Ihren wissenschaftlichen Arbeiten sind nicht Zeitschriften, Bücher und Internetseiten der Trivialliteratur (z. B. Stern, die Bäckerblume oder die Internetseiten von M-TV). Sie wären es sicherlich, wenn Sie einen empirischen Aufsatz über Lesegewohnheiten von bestimmten Kohorten untersuchen. Folgen Sie im Zweifelsfall dem Rat Ihrer Dozenten bei Hausarbeiten.

3.8.1 Zitationsregel

In der Literatur werden Ihnen vor allem zwei unterschiedliche Zitationsformen begegnen. Da ist zum einen die deutsche Zitation und zum anderen die amerikanische Zitation (stammt ursprünglich von der Harvard University). Nehmen wir nachstehenden Satz aus einem Buch von mir und sehen wir uns an, wie dieser Satz in einer wissenschaftlichen Arbeit belegt werden kann.

„Intelligenz ist eine auf dem Gefühlskörper aufbauende Eigenschaft / Fähigkeit des Menschen. Hierdurch wird der Mensch mittels der Erfassung von Bedeutungsbeziehungen in die Lage versetzt, neue Aufgaben zu lösen oder neue Situationen bewältigen. Insofern ist die emotionale Dimension dieser Definition innewohnend."

In nachstehender Tabelle werden die unterschiedlichen Systeme veranschaulicht. Der Text wird von uns für die Darstellung in der Tabelle wie folgt verkürzt dargestellt: „…Insofern ist die emotionale Dimension dieser Definition innewohnend".

---

[8] In dem Zitat von Eco sind nach der neuen Schreibreform orthographische Fehler enthalten. Diese können durch [sic] kenntlich gemacht werden.

Tabelle 2 Gegenüberstellung

	Deutsches System	Amerikanische System
Zitat Darstellung - Quellverweis	„...Insofern ist die emotionale Dimension dieser Definition innewohnend"[1]	„...Insofern ist die emotionale Dimension dieser Definition innewohnend" (Marek 2010a, S.10)
Fußnote	[1] Marek 2010a, S. 10	Entfällt
Anmerkungsziffer zur Fußnote	Vorhanden	Entfällt
Nachteile	Das "Auge" des Lesers muss bei Interesse an der Zitatherkunft zum Seitenende wechseln und dann wieder in den Text selber springen.	Der Lesefluss wird, wenn viele Quellen auf einer Seite angegeben werden, gestört.
	Pro Seite können schon mal bei notwendiger Zitation mehrere Fußnotenzeilen entstehen. Dies ist bei einer Begrenzung der Seitenzahl manchmal ein Hindernis.	Bei englischsprachigen Namen kann es bei Zeilenumbrüchen zu ungewollten Trennungen führen.
Vorteile	Lesefluss wird selten unterbrochen.	Seitenausnutzung besser
		Bessere Erstellbarkeit des Textes, da nicht zwischen Fußnoten und Text "gesprungen" werden muss.
		Fußnoten bleiben Anmerkungen vorbehalten.

Quelle: Eigene

Die Quellenangaben werden entweder als Fußnote oder im Text platziert. In den geisteswissenschaftlichen Fächern (Psychologie, Pädagogik, Soziologie etc.) hat sich das Harvard-System durchgesetzt. In einer wissenschaftlichen Arbeit darf grundsätzlich nur eine der o. g. Formen verwendet werden – insofern behalten wir die in dieser Arbeit bereits verwendete Form bei. Der Quellenverweis wird unmittelbar im Text platziert, d. h. die Quelle wird nach einem Zitat in runden Klammern eingefügt.

Die vollständige Angabe erfolgt im Literaturverzeichnis.
- Beispiel:

  Marek, Johann (2010): „Der Babuschka-Effekt". Selbstlernkompetenz in der Erwachsenenbildung – Introspektion im Einsatz. München: Grin.

Bei Bezug auf mehrere Werke eines Autors aus dem gleichen Erscheinungsjahr erfolgt eine Unterscheidung durch die Hinzufügung der Kleinbuchstaben „a", „b" etc. in der Jahreszahl - Beispiel: (2010a). Dies erleichtert die Zuordnung zu den Büchern für den Leser ungemein. Weitere Regeln und Vorschriften zu Zitationen sind in der von mir erwähnten einschlägigen Literatur angeführt. Sie gleichen sich mehrheitlich – insofern entnehmen wir nachstehenden Abschnitt dem Manuskript von Sievers und Enk (vgl. Sievers/Enk 2006, S.7f[9]).

Allgemeine Regeln

A: „Zitate sind als solche immer zu kennzeichnen"

a) Wörtliche Zitate werden durch Anführungszeichen gekennzeichnet („...").

b) Indirekte – also nicht-wörtliche, d. h. sinngemäße - Zitate werden nicht in Anführungszeichen gesetzt. Es genügt ein Hinweis auf den Urheber des Gedankens, auf den Bezug genommen wurde. Beispiel: Die emotionale Dimension ist inhärent (vgl. Marek 2010a, S.10).

c) Bei indirekten Zitaten soll bzgl. der Formulierung eines Zitates nicht nur auf den Quellenvermerk am Ende des „fremden Gedanken" Bezug genommen werden – es ist hilfreich, bereits schon den Anfang des Zitates durch Formulierungsansätze zu stützen:

- Forschungen zur Intervention bei xxx haben ergeben, dass yyy
- In Studien konnte nachgewiesen werden, dass yyy
- Fenske-Demel zeigte auf, dass ...
- Popper vertritt die Position, ...
- Wie der Kommunikationsforscher Watzlawick betont, ist ...
- usw.

---

[9] Das „f" oder auch „ff" ist ein Hinweis für den Leser, dass auch von der bzw. den direkt nachfolgenden Seiten zitiert wird.

B: „Zitate müssen genau sein"
Bei einem Zitat müssen Orthographie und Interpunktion mit dem Original übereinstimmen. Alle Veränderungen (Hervorhebungen, Weglassungen, Korrekturen etc.) sind als solche zu kennzeichnen –z. B. durch [sic].

C. „Zitate müssen unmittelbar sein"
Zitiert wird in aller Regel das Original. Dort, wo das nicht möglich ist, muss angegeben werden, nach wem zitiert worden ist. Dies muss also durch den Zusatz „zitiert nach" (oder „zit. n.") gekennzeichnet werden.

D. „Zitate müssen zweckentsprechend sein"
„Zitate sollten immer dem entsprechen, was man selbst zum Ausdruck bringen will, und dienen somit z. B. der Unterstützung der eigenen Interpretation oder Auslegung,
der kritischen Auseinandersetzung usw." (vgl. Rückriem u. a. 1990, S. 170 ff; zit. n. Sievers/Enk 2006, S.7f.).

Spezielle Regeln

A. Auslassungen
Auslassungen (sog. Ellipsen) sind zulässig, dürfen jedoch nicht den Sinn verfälschen.
Jede Auslassung wird mit drei Punkten (...) gekennzeichnet.
- Auslassungen am Satzanfang. Auslassungen am Satzanfang werden durch drei Punkte markiert. Beispiel: „... dieser Definition innewohnend" (Marek 2010a, S.10)
- Auslassungen mitten im zitierten Satz. Auch die mitten im zitierten Satz vorgenommenen Auslassungen sind durch drei Punkte zu kennzeichnen. Beispiel: „Insofern ist die emotionale Dimension ... innewohnend" (Marek 2010a, S.10)
- Auslassungen am Satzende. In diesem Fall steht das Anführungszeichen vor dem den Satz schließenden Punkt. Beispiel: „Insofern ist die emotionale ..." (Marek 2010, S.10)

- Auslassungen von mehreren Sätzen in einem Zitat. Der oder die ausgelassenen Sätze werden mit drei Punkten gekennzeichnet und diese Punkte wiederum in Klammern gesetzt. Beispiel: „Wenn dies eine hinreichende Bedingung ist, dann ist die notwendige Voraussetzung für Planung die Zielsetzung (...) Vielen (Fehl)- Planungen liegt oft zugrunde, dass die Ziele nicht ausreichend definiert resp. qualifiziert wurden." (Marek 2010b, S. 27)

B. Zitate im Zitat

Zitate im Zitat sind mit einem einfachen Anführungszeichen zu kennzeichnen. Beispiel: siehe hierzu in dieser Arbeit den Punkt 1.3 Gliederung.

C Rückbezug

Bei wiederholtem Bezug auf einen Autor und den gleichen Text kann an Stelle der obigen Angaben (Marek 2010a, S.20) auch treten: a. a. O. (= am angegebenen Ort), S. 20 bzw. ebd. (=ebenda), S. 20. Aber Vorsicht – wenn ein anderer Autor zwischenzeitlich verwendet wurde, dann ist dies ein Fehler!

D. Sonstige

Darüber hinaus sind noch Regeln bzgl. Ergänzungen, Erläuterungen und Anpassungen vorhanden, die hier nicht näher erläutert werden, da diese Art mehrheitlich in Dissertationen etc. verwendet wird.

Letzthin müssen „fremde Gedanken" in einem Literaturverzeichnis wiederzufinden sein. Es werden selbst in der einschlägigen Literatur mangelhafte resp. unvollständige Angaben gemacht, obwohl gerade dieses Verzeichnis zwingender Bestandteil jeglicher wissenschaftlicher Arbeit ist (vgl. Theisen 1992, S. 179).

3.8.2 Das Literaturverzeichnis

Der Name „Literaturverzeichnis" ist zwingend – Begriffe wie Quellenverzeichnis, Literaturhinweise etc. werden oft synonym verwendet, obwohl unterschiedliche Inhalte gemeint sein können (vgl. ebenda).

Wir werden der Einfachheit halber nur ein (gültiges) Verfahren[10] vorstellen, das eben zum Wissenschaftsbezug der Gesundheitsberufe viabel erscheint und als geübt gilt. Wie für die Herkunft der Zitationsregel, so nutzen wir wiederum einfachheitshalber, dass zu dem Thema „Literaturverzeichnis Gestaltung" die „Spuren" bereits vielfach gelegt sind und greifen auf Sievers und Enk (vgl. ebenda 2006, S.10f) für nachstehenden Abschnitt zurück. Die Werke werden dabei folgendermaßen aufgeführt:

Bücher
1. Nachname des Verfassers (der Verfasserin)
2. Vorname des Verfassers (der Verfasserin), evtl. Abkürzung, bei mehreren Verfasser(inne)n mehrfach, bei Herausgebern: Hinweis „(Hrsg.)" nachstellen. Oft wird der Vornamen nur durch den Anfangsbuchstaben angezeigt.
3. Jahr (in Klammern, evtl. mit nachgestelltem a, b):
4. Titel
5. ggf. Auflage
6. Verlag (diese Angabe wird seit Jahren öfters weggelassen[11])
7. Ort

- Beispiele:
    o Marek, Johann (2010a): „Der Babuschka-Effekt". Selbstlernkompetenz in der Erwachsenenbildung – Introspektion im Einsatz. München: Grin.
    o Marek, J. (Hrsg.) (2010b): Ziele ziehen. Coaching. 3. überarbeitete und ergänzte Aufl. Norderstedt: BOD.

Auch andere - durchgängig eingehaltene - Reihenfolgen wären möglich. Wir begrenzen uns hier darauf, dass vorgenannte Form verwendet wird[12].

Zeitschriften:
- Beispiel:
    o Marek, Johann (1997): Workflow Reisen. In: CoPers, 6/97, S. 54.

---

[10] Beispielsweise in der Vorgabe der Uni in Saarland für Juristen wird eben aufgrund deren Spezifika eine modifizierte Form verwendet.
[11] Mögliche Gründe hierfür sind, dass für Verlage nicht unbedingt geworben wird, der Autor sein Buch in einem anderen Verlag herausgibt, aber auch Gründe der Pflege von Literaturverzeichnissen selber.
[12] Beispielsweise werden die Verzeichnisse alle nach dem Literaturverzeichnis angelegt.

Internet-Quellen
- Sievers und Enk erläutern hierzu (Sievers/Enk 2006, S. 11): „Das Zitieren von Internet-Quellen gehört heute zum Alltag des wissenschaftlichen Arbeitens. Hierbei treten aber einige bekannte Probleme auf:
  o Angaben zu Autoren: Teilweise lassen sich Quellen aus dem World Wide Web keine Autoren direkt zuordnen. In diesem Fall ist es empfehlenswert, den Verantwortlichen für den Text bzw. die Webseite anzugeben (vgl. Willamowski 2000, Abs. 6).
  o Auffindbarkeit: Homepages im Internet bestehen mitunter aus hunderten Einzelseiten. Daher ist es bei der Angabe von Internet-Quellen unbedingt erforderlich, die exakte URL (Internet-Adresse) der zitierten Quelle anzugeben (vgl. ebd., Abs. 3).
  o Aktualität: Das World Wide Web ist ein schnelllebiges Medium. Dem Vorteil der Aktualität steht der Nachteil entgegen, dass Texte bzw. komplette Webseiten von heute auf morgen „verschwinden" können. Daher ist es bei Internet-Quellen unbedingt erforderlich, das jeweilige Abrufdatum anzugeben".

Für die Zitation von Internet-Quellen gibt es viele verschiedene Möglichkeiten. Eine einheitliche Regelung besteht bisher nicht.

Daher schlagen wir folgende Angaben vor:
- Name des Autors bzw. der verantwortlichen Person oder der Institution selber.
- Titel
- Jahr (in Klammern, evtl. mit nachgestelltem a, b) bzgl. Publikationswirksamkeit resp. Zugriffjahr
- Internet-Adresse: genaue URL
- Abrufdatum (Entweder in JJJJ-MM-TT oder in TT.MM.JJJJ) durchgängig

Beispiel(e):
Mit Autor:
Deppe, Joachim (1986): Die Technik des Gliederns wissenschaftlicher Arbeiten. URL: http://www.prof-schulte.de/dl/anleit6.pdf, [Stand 2011-06-15].

Oder ohne Autor – hier der Name der Institution:
> MED-Akademie (2011a): Staatlich anerkannte/r Ergotherapeutin/Ergotherapeut, URL: http://www.med-akademie.de/ergotherapeutin.html, [Stand 2011-06-15].

Oder Sie greifen auf das Impressum der Home-Seite zurück und entnehmen den Verantwortlichen:
> Toscana, Ruperto; Schaal, Karl (2011):
> Staatlich anerkannte/r Ergotherapeutin/Ergotherapeut,
> URL: http://www.med-akademie.de/ergotherapeutin.html, [Stand 2011-06-15].

Das Literaturverzeichnis erscheint grundsätzlich in alphabetischer Reihenfolge (sortiert aufsteigend nach dem Nachnamen des/der Verfasser) und enthält alle Werke, auf die in der Arbeit Bezug genommen wurde.

Wenn Sie nach diesen Regeln zitieren und das Literaturverzeichnis adäquat pflegen, so scheint (zumindest) die Form einer Hausarbeit gewahrt. Sicherlich ist der Inhalt das entscheidende Kriterium, doch die Form ist normativ und ein weiteres entscheidendes Kriterium bei wissenschaftlichen Arbeiten (Nachweis und Benotung).

3.8.3 Das Abbildungsverzeichnis

Abbildungen sind oft notwendig, um einen Sachverhalt anschaulich darzustellen. Alle Abbildungen sind im Abbildungsverzeichnis aufzunehmen – siehe diese wissenschaftliche Arbeit selber. Darüber hinaus gilt, dass sowohl die Quelle als auch der eindeutige Name der Abbildung vorhanden sein müssen. Insofern die Abbildung auf eigenem Gedankengut basiert und sich selber in Ihrem Fundus befindet, wird nach dem Wort „Quelle:" das Wort „Eigene" geschrieben. Ansonsten wird die Quelle angegeben, so wie definiert bei anderen Zitaten auch. Die Quelle steht unterhalb der Abbildung und die Bezeichnung der Abbildung selber unterhalb derjenigen.

Gerade in den Gesundheitsberufen sind Bilder ein notwendiges Stilmittel, um komplexe Sachverhalte zu erläutern –gehen Sie trotzdem sparsam mit Abbildungsmaterial um. Die Abbildungen werden numerisch aufsteigend angeführt. Moderne Textverarbeitungssoftware unterstützt Sie hierbei.

Achten Sie dabei immer auf den Kontrasteffekt im Ausdruck – ist die Abbildung anschaulich UND lesbar / erkennbar (s. Beispiel unten).

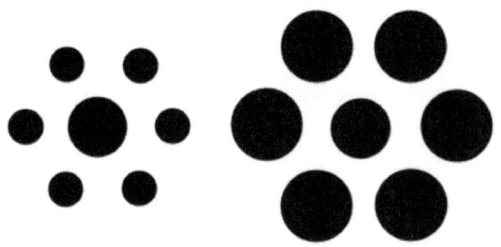

Quelle: Eigene

Abbildung n: Der Kontrasteffekt

Abbildung 1: Ein Beispiel für eine Abbildung

3.8.4 Das Tabellenverzeichnis

Wie im vorgenannten Abbildungsverzeichnis gilt gleiches hier, nur dass die Tabellenbezeichnung oberhalb der Tabelle steht. Auch für den Quellennachweis gelten dieselben Regeln.

3.8.5 Das Abkürzungsverzeichnis

Abkürzungen sind manchmal notwendig bzw. oft sehr sinnvoll. Jedoch auch hier gilt, es ist sparsam Gebrauch zu machen von eigenen Abkürzungskonstruktionen. Gängige Abkürzungen sind i. d. R. nicht notwendigerweise im Verzeichnis anzuführen, da sie hinreichend bekannt sind.

Beispiele:
- a. a. O.   am angegeben Ort
- ebd.   ebenda
- etc.   et cetera
- f   folgende (zwei Seiten aufeinanderfolgend)
- ff   folgende (mehr als zwei Seiten aufeinanderfolgend)
- i. d. R.   In der Regel

- S. Seite
- Sp. Spalte
- usw. und so weiter

Für Sachverhalte, bei denen sich Abkürzungen schon im Fachsprachgebrauch wiederfinden, gilt trotzdem, dass diese im Verzeichnis anzuführen sind.

Beispiele:
- Chir. Chirurgie
- DD Differentialdiagnose
- usw.

Das Abkürzungsverzeichnis ist alphabetisch aufsteigend sortiert darzustellen.

Noch ein Hinweis: Falsch ist es jedenfalls nicht, wenn Sie alle Abkürzungen anführen. Beispiel „Pschyrembel Klinisches Wörterbuch" (vgl. Hildebrandt 1998, Abkürzungen[13]), hier finden Sie JEDE Abkürzung, die im Buch verwendet wurde!

3.8.6 Der Anhang

Etwaige Anhänge, die zur Vertiefung von Sachverhalten notwendig sind, werden nach dem Literaturverzeichnis angefügt. Sie werden mit laufender Nummer versehen und beginnen mit dem Wort „Anhang" plus einer aufsteigenden fortlaufenden Nummerierung. Weiterhin hat jeder Anhang eine eindeutige sinnvolle Namensgebung. Insofern eine Abbildung, Quelle etc. im Anhang notwendig ist, so ist diese entsprechend den v. g. Regeln aufzunehmen (s. Anhang 1 zu dieser Arbeit).

3.8.7 „Noch ein Hinweis"

Das Internet bietet Ihnen eine Fülle von Informationen zum Thema „ Wie schreibe ich eine Hausarbeit". Seriöse Seiten (i. S. v. Data Security and Trust) finden Sie auf den Seiten von Universitäten, Hochschulen etc. Ob nun Zitationsregeln, Gliederungen und dergleichen erläutert werden oder auch tiefergehende Literaturhinweise und

---

[13] Interessanterweise hat das Abkürzungsverzeichnis darin keine Seitenzahl – so sind Sie gezwungen, den Abschnittsnamen zu verwenden!

auch Formatvorlagen – Sie finden diese im Zweifelsfall immer an Ihrer Akademie bzw. Hochschule. Darüber hinaus sind viele wissenschaftliche Arbeiten veröffentlicht und stehen zum „Download" zur Verfügung (manchmal kostenlos). Beachten Sie jedoch immer wieder die normative Forderung zur „Eidesstattlichen Erklärung" Ihrerseits.

Fazit:

Wenn Sie die zuvor genannten wissenschaftlichen Aspekte des Prozesses beachtet haben, so fällt es Ihnen sicherlich leichter, sich nun dem Thema eines Referates zu nähern.

4. Das Referat

Kurz gesagt – das Referat ist ein Vortrag, der sich an ein Publikum wendet. Die Dauer des Vortrages, wie auch die von Ihnen verwendete Sprache muss dem Publikum und dem Fachgebiet entsprechen.

Im Grunde genommen orientiert sich die Art und Weise der Vorbereitung eines Themas an dem wissenschaftlichen Prozess – s. hierzu Anhang 1. Die Hauptarbeitsschritte sind somit ähnlich, jedoch unterscheidet sich das Referat durch zwei markante Punkte von einer schriftlichen Ausarbeitung:
1. Der schriftliche Umfang eines Referats ist begrenzt, und
2. es wird mündlich vorgetragen.

4.1 Der allgemeine Aufbau, Vortrag

Das Wesentliche soll in kompakter Form den Zuhörern vermittelt werden. Vertiefungen werden am Ende (idealerweise) mit dem Publikum diskutiert (vgl. Grunwald/Spitta 2008, S. 19). Die Zuhörerschaft – so z. B. in Ihrem Schulunterricht (Dozenten und Mitschüler) – erwartet oft darüber hinaus auch eine Zusammenfassung Ihres Vortrages in schriftlicher Form. Hierbei orientieren Sie sich an o. g. Vorschriften zur Erstellung einer Hausarbeit, auch wenn der Umfang erheblich geringer sein wird (ca. 2-3 Textseiten).

Der Aufbau des Referates (vgl. ebenda) ist pragmatisch zu handhaben:
- Thema und Dauer klären
- Vortragsunterstützende Materialen klären
    - Pinnwand, Overheadprojektor, PC mit Video-Beamer, Flipchart oder auch nur ein Poster
    - Klären Sie diese Materialen vorher mit Ihren Dozenten ab.
- Schriftliche Unterlage erstellen, die im Nachgang den Zuhörern übergeben wird („Neu-Deutsch" nennt sich dies Hand-Out).
- Vortrag im Ablauf

- Einleitung: Hier geben Sie im Rahmen einer Einleitung einen Überblick über das erarbeitete Thema wiedersprechen über die Aktualität desselben, zeigen den „roten Faden" i. S. einer Gliederung auf und stellen sich selber vor. Ein gängiges Verfahren, um selber sicher zu sein, ist die 5-Satz-Strategie. Beispiel:
  1. *Ich bin / mein Name ist.*
  2. *Das Thema, das ich Ihnen vorstelle, lautet „xxxxxx".*
  3. *Mein Ziel ist, Ihnen zuerst einen Überblick zu vermitteln.*
  4. *Wenn Sie jetzt keine Fragen haben, so bitte ich Sie, Ihre Fragen nach meiner Zusammenfassung zu stellen.*
  5. *(Danke.) (Warten .... und danach beginnen.)*
- Hauptteil: Hier stellen Sie nun die Fragestellung, die zu Ihrem Vortrag führt, vor und gehen auf Ihre Ausarbeitung zu den einzelnen Facetten Ihrer Arbeit ein:
  - *Vorstellen Fragestellung,*
  - *Sichtweisen hierzu,*
  - *Diskussionswürde Aspekte und*
  - *Ihre wissenschaftliche Zusammenfassung.*
- Abschlussteil: Hier fassen Sie Ihren Vortrag selber zusammen(!). Also gehen Sie nochmals auf das Thema, die Gliederung, Fragestellung und Ihre Aspekte wie auch Ihre Conclusio ein und leiten dann über zu den eventuellen Fragestellungen aus dem Publikum. Hier ein Beispiel:
  - *Ich bin nun am Ende meines eigentlichen Vortrages zum Thema „xxx" angekommen - lassen Sie mich zusammenfassen.*
  - *Zu dem gewählten Thema stellte sich meinerseits die Frage ..., die die Aspekte/Hauptpunkte behandelte.*
  - *Ich kam in meiner Zusammenfassung zu dem Schluss, dass ....*
  - *(Hier geben Sie Ihre Zusammenfassung in den Hauptaussagen wieder.)*
  - *Insofern Sie Fragen haben – bitte stellen Sie diese jetzt.*
  - *(Danke.)*

Zur o. g. Darstellung – vor allem zu den in kursiv dargebotenen Sprechtexten - sind unterschiedlichste Möglichkeiten gegeben. Vorgenannte Darstellung von Sprechtexten ist ein ermöglichter Weg – wenn Sie diesen beherrschen, fällt es leicht, „andere Wege nach Rom" zu finden und zu begehen.

4.2 Die Vorbereitung des Vortrages

Die Darstellung von Grunwald und Spitta in ihrer „Grundlegung zu wissenschaftlichen Arbeiten" zeigt eine kurze, prägnante Form auf, gerade in Bezug zur Vorbereitung auf den Vortrag (vgl. Grunwald/Spitta 2008, S. 21). Insofern übernehmen wir diesen Gedankengang der Darstellungsform und begrenzen uns selber im Umfang und geben stichwortartig die relevanten Hinweise auf:
- Bereiten Sie Ihre Sprechtexte so vor, dass Sie kurze Sätze bilden können und vermeiden Sie Fremdwörter, wo diese nicht angebracht sind.
- Subjektive Sichten sind nicht wissenschaftlich - insofern gilt gleiches wie bei einer Hausarbeit.
- Die Folien/das Poster etc., die/das Sie als unterstützendes Material verwenden, muss klar lesbar sein, bis in die letzte Reihe des Raumes.
- Planen Sie den Zeitablauf des Vortrages (Tipp: pro Folie min. 5 Minuten) und proben Sie den Vortrag.
- Üben Sie Ihre Texte – denn es gilt, eine „freie" Rede zu halten (es schadet nicht, wenn Sie kleine Sprechkarten bei sich haben).

4.3 Im Vortrag

Im Vortrag selber ist zu beachten, dass (gerade wenn noch ungeübt) die ersten Sätze wichtig sind, um ein mögliches Lampenfieber auszuhalten. Am besten ist es, Sie lernen die Einleitung auswendig. Der Vorteil hierbei ist, dass Sie sich auf das Publikum und die Umgebung einstellen können. Klären Sie im VORFELD, ob die notwendigen mitgebrachten Unterlagen vorhanden sind und die „Technik" funktioniert.
Die wissenschaftliche Wertung Ihres Vortrages wird von Ihnen u. a. dadurch sichergestellt, dass Sie explizit im Vortrag zitieren.
Beispiel:
- *Ich gebe Ihnen kurz eine Definition aus dem Pschyrembel (256. Auflage) zu dem Begriff Parkinson-Syndrom. Hierunter wird verstanden, dass ...*

oder

- *Ich zitiere an dieser Stelle den Pschyrembel: „Das Parkinson'sche Syndrom ...." Ich bin am Ende des Zitates.*

Es bietet sich bei längeren Vorträgen durchaus an, dass pro Kapitel eine kleine Zusammenfassung vorgetragen wird. Wie Fragen aus dem Publikum beantwortet werden, ob klärend zwischendurch resp. am Ende des Vortrages, ist von mehreren Faktoren abhängig (u. a. der eigenen Fähigkeit sich darauf einzulassen und den roten Faden zu behalten).

Im Vortrag spricht nicht nur Ihre Stimme – doch speziell zur „Stimme" lässt sich nach Petra Berger (2008) ausführen:

„... dass die Stimme der Schlüsselfaktor der Kommunikation ist. Sie vermag, Türen zu öffnen oder zu schließen. Sie ist Ausdruck der Persönlichkeit, also die Visitenkarte eines Menschen. Gut sprechen bedeute vor allem ausdrucksstark kommunizieren. Die Stimme sei ein Transportmittel, das neben Inhalten vor allem Emotionen vermittle. Allerdings könne sie nur in Harmonie mit der Körpersprache glaubwürdig wirken, für Aufmerksamkeit, Sympathie und letztlich auch für gute Stimmung sorgen. Das Wichtigste ist aber die Übung: Wer Autofahren lernt, weiß auch nicht gleich am ersten Tag, wann gebremst oder geschaltet werden muss. Genauso ist es mit der Stimme: Irgendwann weiß man instinktiv, was zu tun ist ..." (Berger 2008, Abs. 1).

„Aus Ihrem Vortrag sprechen Kopf und Seele. Durch Ihre Einstellungen, Erwartungen, Hoffnungen, Ängste und Ihr Wollen. Sie stehen nur scheinbar im Mittelpunkt, die Hauptrolle spielen Ihre Zuhörer - in ihren Köpfen entsteht das Resultat Ihres Auftritts (…) Ihre Stimme verrät alles - Ärger, Nervosität, Freude, Selbstsicherheit. Nichts zeigt Ihre inneren Regungen so unmittelbar wie der Klang Ihrer Stimme. Kleidung oder Make-up vermögen das Auge zu täuschen, das Ohr bleibt unbestechlich" (ebenda, Abs. 2).

Für Lehrer/Dozenten, wie auch für Sie als Schüler/Student, bietet sich gerade das Referat an, um im Unterricht Rollenspiele zu forcieren und Gruppenvorträge zu üben. Die freie Rede ist schlechthin eine Schlüsselkompetenz – und muss speziell miteinander geübt werden!

5. Praxisbeispiele

Wir haben in den vorhergehenden Kapiteln nun schon einige Tipps und Anregungen gegeben, soweit dies aus unserer Sicht notwendig ist im Sinne von begleitenden Unterlagen zu dem Kurs „Wissenschaftliches Arbeiten". Wir geben in den folgenden Unterkapiteln einige Beispiele aus der Praxis an unseren Schulen; jedoch haben wir die Wortwahl der Texte nicht modifiziert bzw. korrigiert, sondern eben aus Gründen der Authentizität dessen, wie Schüler bzw. Studenten schreiben und wahrnehmen, beibehalten.

5.1 Hausarbeiten Beispiel

Wir entnehmen ein (beliebtes) Beispiel hier dem Themengebiet der Pädiatrie. Die Kapiteltexte haben wir jedoch soweit verkürzt, da Sie sich selber vorstellen sollen, was nun in dem jeweiligen Kapitel schwerpunktgemäß erläutert werden sollte.

Beispiel:

- Titelblatt der Arbeit
  - Hausarbeit „Pädiatrie". Dozent: „YYY"
  - Medizinische Akademie - Schule für Ergotherapie Stuttgart
  - Thema Spina bifida

- Der Einleitungsteil:
  - Hinführung zum Thema:
    - „Die folgende Hausarbeit resultiert als Leistungsnachweis aus dem Unterricht ‚Pädiatrie' im Vorlesungsmodul ... Hier wurden uns Einblicke in die Pädiatrie gewährt. Im Speziellen umfasste der Unterricht bisher die Themen: Entwicklung des Menschen, Wachstum und körperliche Entwicklung, motorische Entwicklung, intellektuelle Entwicklung, Geschlechtsentwicklung, Neugeborenenreflexe ...",

- o Fragestellung:
  - „Zur Erstellung der Hausarbeit habe ich mich für den Schwerpunkt, Spina bifida' entschieden ... Fragestellung [also] ‚Was ist eine Spina bifida und welche Formen gibt es?'"
- o Materialabgrenzung:
  - „... Dieser Leistungsnachweis befasst sich ausschließlich mit der Spina bifida. Im Speziellen wird sich diese Hausarbeit mit der Spina bifida occulta, der Spina bifida aperta sowie deren Untertypen Meningozele und Myelomeningozele befassen ..."

- Der Hauptteil:
  - o Begriffsbestimmung
    - „Bei der Spina bifida dorsalis handelt es sich um eine Fehlbildung des Rückenmarks und des Spinalkanals. Sie ist eine dysraphische Entwicklungsstörung des Neuralrohres. Als Dysraphie wird eine mangelhafte Rückenmarksanlage bzw. Störung des Schließungsprozesses ..."
  - o Ursachen
    - „Als Grund für die Entstehung der Fehlbildung werden exogene Einflüsse vermutet. Bis auf einen Folsäuremangel sind die genauen Ursachen unklar. Es spielen jedoch genetische Faktoren eine gewisse Rolle ...."
  - o Klinik
    - „... Eine weitere Ausnahme bildet das split notochord syndrom, bei der es ventral auftritt. Hierbei handelt es sich um eine Störung der Gastrulation (Einstülpung der Blastula ..."
  - o Spina bifida
    - „Die Spina bifida occulta ist ein mit Haut bedeckter Wirbelspalt ... Es handelt sich um einen Neuralrohrdefekt, der die Wirbelsäule lumosacral betrifft und bei dem der Neuralkanal ..."

- Die Zusammenfassung und sonstige Verzeichnisse sind insofern „selbstredend", da erstere eine verkürzte Darstellung der vorgenannten Kapitel umfasst bzw. letztere jeweils von dem Material abhängig ist.

Fazit zu o. g. dargestelltem Beispiel:
Es zeigt sich, dass die Fachsprache eindeutig vorhanden ist und eine Gliederung die relevanten Perspektiven aufzeigt. Der Umfang der Hausarbeit (im Original von 8 Seiten) und die Verzeichnisse etc. sind entsprechend der Vorstellungen der Dozenten gegeben. Die Wissenschaftlichkeit einer solchen Arbeit kann demnach hinsichtlich der Gütekriterien evaluiert werden. Diese wissenschaftliche Arbeitsweise lässt sich ebenfalls auf ein Referat übertragen.

5.2 Referat Beispiel

Referate werden i. d. R. durch Materialien unterstützt. Für die meisten Themen bietet sich schon bei der Erstellung die kreative Methode des Mind Mappings an, die den wissenschaftlichen Prozess bzgl. Gliederung unterstützt. Selbige kann, ergänzt durch zusätzliche Folien oder Flipchart-Seiten, schon als Gliederungsfolie im Einleitungsteil wie auch im Abschlussteil verwendet werden. Hier folgt ein Beispiel, wie solch begleitendes Material dargestellt wird inklusive eines Sprechtextes:

Referat: Name, Vorname / Fach: Neuropsychologie / Bei Dozent /In:
Behandlung bei neuropsychologischen Symptomen
Welche therapeutischen Maßnahmen sind geeignet bei Körperschemastörung?
22.06.2011

Sprechtext:
>Guten Tag
>Mein Name ist
>Das Thema lautet „ Behandlung bei ...
>Mein Ziel ist, Ihnen die Fragestellung - „Welche therapeutischen...
>Vorweg noch – als Materialien verwendete ich in diesem Beispiel als Hauptliteratur das Buch von Sabiene Fenske-Deml, das sich mit dem Thema .... usw.

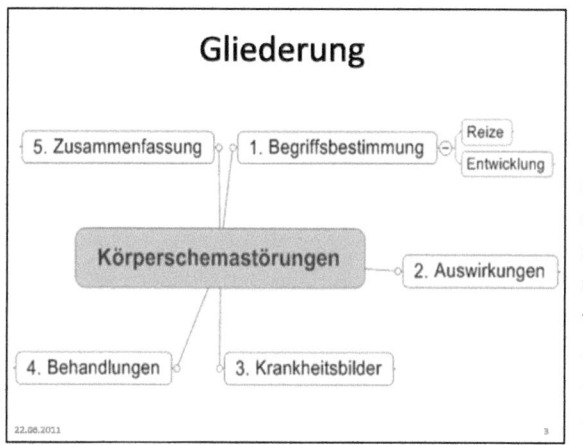

Quelle: Eigene
Abbildung 2: Slide-Satz für Referat

Sie können sich die nächsten Folien aufgrund der Gliederung sicherlich selber vorstellen.

Fazit:

Wichtig ist, dass Sie wenige Informationen auf den Seiten platzieren und nicht denselben Text „quasi" von den Seiten ablesen, sondern Texte hierzu sprechen, die den Text auf den Slide's untermauern. Pro Folie sollten Sie ca. 5-7 Minuten ansetzen. In Summe könnte dieser Vortrag ca. 25 Minuten dauern.

Bitte bedenken Sie, dass Referate eine zusätzliche Komplexität zu eigen haben. Es muss also nicht nur ein wissenschaftlicher Text (als Hand-Out), sondern auch noch begleitende Materialien bzgl. Visualisierung erstellt und ein kommunikativer Vortrag gehalten werden soll. Fakt ist: gerade der mündliche Vortrag erfordert erhebliche Übung und ist Arbeit!

6. Zusammenfassung

Wissenschaftliches Arbeiten ist „Arbeit".

Gerade Hausarbeiten und Referate sind nicht nur ein Stilmittel der Pädagogik, damit Schüler und Studenten sich autodidaktisch mit einen Fachfrage auseinandersetzen (also im ermöglichten Sinne eines Lehr-Lern-Transfers), sondern sind letzthin gedacht als eine Stärkung und Übung der Selbstlernkompetenz für die Teilnehmer (am bzw. im Unterricht).

Beschäftigte in Gesundheitsberufen sind im Beruf immer wieder gefragt,

- sich mit Fachliteratur auseinanderzusetzen,
- ihren Klienten Sachverhalte bzgl. Interventionen verständlich zu erläutern,
- Zusammenhänge schriftlich nachprüfbar darzustellen und
- durch Arbeit ihre Kompetenz im Beruf aufzuzeigen.

Vorgenannte Fähigkeiten und Fertigkeiten erfordern, dass durch Beherrschung der jeweiligen Terminologie Berichte, Statistiken und fachbezogene Anwendungen kritisch erstellt resp. begutachtet werden können und sollen.

Wir haben uns in der Einleitung die Frage gestellt: „Inwieweit können wir unseren Schülern eine Unterlage zukommen lassen, die sie nicht nur befähigt, sich auf den Prozess des wissenschaftlichen Arbeitens einzulassen, sondern darüber hinaus sie in ihrer Selbstlernkompetenz bestärkt?"

Wir konstatieren, dass aufgrund unserer handlungsleitenden Programmatik und Didaktik-Konzepte diese Grundlagen den gemeinsamen Unterricht unterstützen – nicht nur an der Medizinischen Akademie / Hochschule des IB in Stuttgart, sondern letzthin scheint mir diese Unterlage ebenso geeignet für Schüler und Studenten an anderen Institutionen (z.B. am Klinikum Stuttgart – Bildungszentrum[14]) wie auch in anderer Fachrichtungen in Gesundheitsberufen (also auch für Logopäden, Physiotherapeuten, Pfleger etc.).

---

[14] http://www.bildungszentrum-stuttgart.de/fort-weiterbildung.html

Unser beschriebenes Ziel ist es, Ihnen einige für Ihre Ausbildung wesentliche Techniken bzw. Methoden und „Werkzeuge" wissenschaftlichen Arbeitens vorzustellen – q. e. d. Insofern haben wir Ihnen hierdurch nicht nur ein „Arbeitsbuch" für den Unterricht zur Verfügung gestellt, sondern auch eine Ermöglichung zur Stärkung Ihrer Selbstlernkompetenz.

Sie werden dieses Büchlein sicherlich für Ihre nächsten Hausarbeiten und Referate nutzen wollen (Rezeption).

Die folgenden von uns avisierten Lernziele wissenschaftlichen Arbeitens haben wir anhand von Beispielen behandelt und dargelegt.

- Was ist ein Prozess?
- Was bedeutet eine Auseinandersetzung mit Literatur (deren Auswahl und Selektion)?
- Was sind Gütekriterien?
- Wie strukturiere „ich" meine wiss. Arbeit, und
- welche Regeln und Formen gelten für eine Hausarbeit resp. für ein Referat?

Realität ist, wiss. Arbeiten ist eine Auseinandersetzung mit sich selber i. S. v. Kreativität und Fleiß - mit Regeln und mit ethisch-moralischen wie auch rechtlichen Gegebenheiten.

„Noch auf ein Wort" –

Falls Sie zum Beispiel an der Hochschule des Internationalen Bundes studieren (wollen), so ist sicher, dass das, was Sie sich hier erarbeitet haben, adäquat verwendbar ist. Trotzdem werden Sie sich dann noch vertieft mit Literatur von Eco, Theisen & Co. auseinandersetzen müssen und wollen - dies gilt vor allem für wissenschaftliche Formulierungen und weitere Darstellungsformen, auf die wir hier nicht eingegangen sind.

Viel Erfolg!

Literaturverzeichnis

Berger, Petra (2008): „Nicht gottgegeben". KARRIEREFAKTOR STIMME. Die richtige Sprechweise. URL: http://www.sprichmitmir.at/doc/20080726_Die-Presse_SK2.pdf, [Stand 2011-06-15].

Deppe, Joachim (1986): Die Technik des Gliederns wissenschaftlicher Arbeiten. URL: http://www.prof-schulte.de/dl/anleit6.pdf, [Stand 2011-06-15].

Eco, Umberto (2010): Wie man eine wissenschaftliche Arbeit schreibt. 13. Unveränderte Aufl. Wien: facultas.wuv.

Fenske-Deml, Sabiene (2000): Mein Gehirn kennt mich nicht mehr. Ganzheitliche Behandlung bei neuropsychologischen Symptomen. 2. Aufl. Dortmund: Ml.

Grunwald, Klaus; Spitta, Johannes (2008): Wissenschaftliches Arbeiten. 7. vollständig überarbeitete und erweiterte Aufl. Eschborn bei Frankfurt: Klotz.

Hildebrandt, Helmut (Hrsg.) (1998): Pschyrembel Klinisches Wörterbuch. 258. neu bearbeitete Aufl. Berlin: de Gruyter.

Hochschule-IB (2011): Formale Leitlinien für Studierende zur Erstellung von Hausarbeiten im Fachbereich Gesundheitswissenschaften der IB Hochschule Berlin. Unveröffentlichtes Manuskript. Berlin.

JURIS (2009): Bundesministerium der Justiz, Nichtamtliches Verzeichnis, URL: http://bundesrecht.juris.de/urhg/index.html, [Stand 2011-06-15].

JURIS (2011): Ausbildungs- und Prüfungsverordnung für Ergotherapeutinnen und Ergotherapeuten, Anlage 1 (zu § 1 Abs. 1), URL: http://bundesrecht.juris.de/ergthaprv/anlage_1_21.html, [Stand 2011-06-15].

Marek, Johann (2010a): „Der Babuschka-Effekt". Selbstlernkompetenz in der Erwachsenenbildung – Introspektion im Einsatz. München: Grin.

Marek, Johann (2011): Lebenslanges Lernen – Notwendigkeit oder Zwang? München: Grin.

Marek, Johann (Hrsg.) (2010b): Ziele ziehen. Coaching. 3. überarbeitete und ergänzte Aufl. Norderstedt: BOD.

MED-Akademie (2011a): Staatlich anerkannte/r Ergotherapeutin/Ergotherapeut, URL: http://www.med-akademie.de/ergotherapeutin.html, [Stand 2011-06-15].

MED-Akademie (2011b): Staatlich anerkannte/r Arbeitserzieher/in, URL: http://www.med-akademie.de/arbeitserzieher.html, [Stand 2011-06-15].

Prüfungsschema (2010): Bewertungsbogen. Unveröffentlichtes Manuskript. TU Kaiserslautern Distance & International Studies Center. 16. Jahrgang. Kaiserslautern.

Richter, Mark (2008): Ratgeber zur Erstellung wissenschaftlicher Arbeiten. Diplomarbeiten - Hausarbeiten – Seminararbeiten. München: Grin.

Rückriem, Georg; Stary, Joachim; Franck, Norbert (1990): Die Technik wissenschaftlichen Arbeitens. Eine praktische Anleitung. 6. Aufl. Paderborn, München (S. 89; S. 170ff). In: Sievers, Carla; Enk, Carlo-Matthias (2006): Techniken und Werkzeuge wissenschaftlichen Arbeitens. Unveröffentlichtes Manuskript. TU Kaiserslautern Distance & International Studies Center. 2., überarbeitete Aufl. Kaiserslautern.

Sievers, Carla; Enk, Carlo-Matthias (2006): Techniken und Werkzeuge wissenschaftlichen Arbeitens. Unveröffentlichtes Manuskript. TU Kaiserslautern Distance & International Studies Center. 2., überarbeitete Aufl. Kaiserslautern.

Theisen, Manuel René (1992): Wissenschaftliches Arbeiten. Technik – Methodik – Form. 6. Aufl. München: Vahlen.

Weber-Wulff, Debora (2007): Fremde Federn finden.URL: http://plagiat.htw-berlin.de/ff/auffinden/4_5/sichern#, [Stand 2011-06-15].

Willamowski, Markus (2000): Zitierfähigkeit von Internetseiten. JurPC-Web-Dok. 78/2000, Abs. 1-14. URL: http://www.jurpc.de/aufsatz/20000078.htm, [Stand 2006-06-17].

Anhang 1: Der wissenschaftliche Prozess

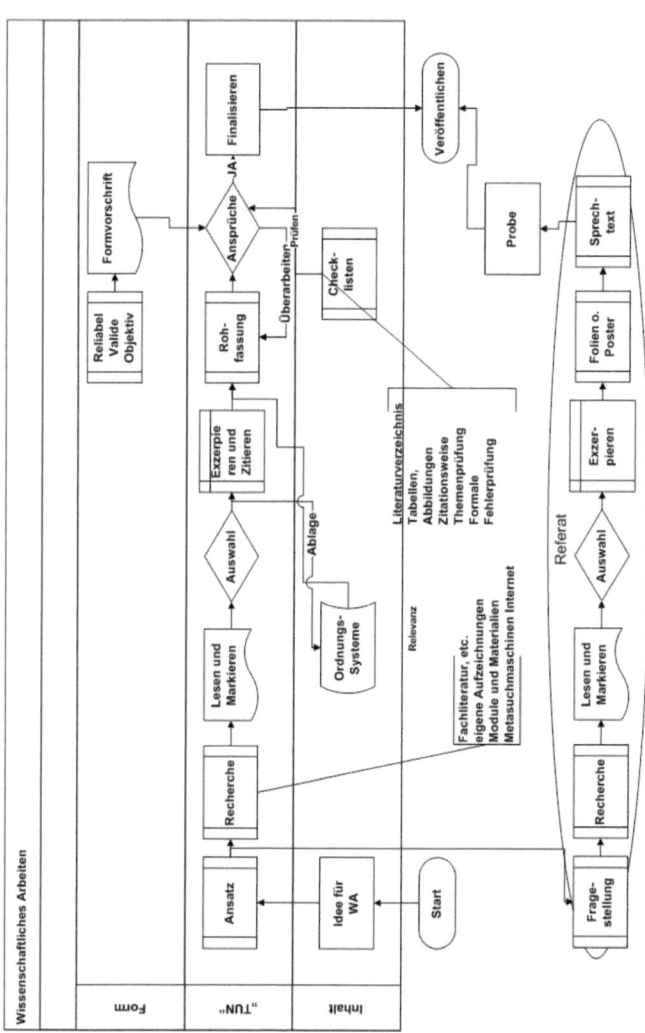

Quelle: Eigene

Abbildung 3: Der wissenschaftliche Prozess

Anhang 2: Auszug von formalen Leitlinien der Hochschule des IB

Formale Leitlinien für Studierende zur Erstellung von Hausarbeiten im Fachbereich Gesundheitswissenschaften der IB Hochschule Berlin. Die folgenden Ausführungen sollen den Studierenden als Leitlinien für die formale Gestaltung von Hausarbeiten dienen. Abweichungen von diesen Leitlinien sind nur in Absprache mit dem Erstbetreuer möglich. Grundsätzlich weist eine wissenschaftliche Hausarbeit eine festgelegte äußere Form auf.

Teil der Arbeit	Status	Paginierung
Deckblatt	Zwingend	Nicht paginiert
Inhaltsverzeichnis	Zwingend	Arabische Paginierung beginnend mit „1"
Text	Zwingend	Arabische Paginierung fortlaufend
Anhang	Optional	Arabische Paginierung fortlaufend
Abbildungs- / Tabellenverzeichnis	Optional	Arabische Paginierung fortlaufend
Abkürzungsverzeichnis	Optional	Arabische Paginierung fortlaufend
Quellenverzeichnis	Zwingend	Arabische Paginierung fortlaufend
Eidesstattliche Versicherung	Zwingend	Arabische Paginierung fortlaufend (muss mit fest eingebunden sein)

Format	Anforderung	Einzelangaben
Papier	A4, weiß, einseitig beschrieben	80-90 g/qm
Bindung		Schnellhefter
Seite	Rand	3 cm links und 2,5 cm rechts
	Kopf- bzw. Fußbereich	3 cm (Kopf) / 2 cm (Fuß)
Zeilen	Abstand	1,5-zeilig (Fußnoten 1-zeilig)
	Absatzformat	Blocksatz
Abstand zwischen Absätzen		Entsprechend einer Zeile
Zeilenumbruch		Automatische Silbentrennung
Schrifttyp	Arial	
Schriftgröße	Text	11 oder 12 Pkt.
	Überschriften erster Ordnung	14 Pkt. (fett)
	Alle anderen Überschriften	12 Pkt. (fett)
	Fußnoten	8 Pkt. (normal)
	Kopfzeilen	12 Pkt. (normal)
	Abbildungen / Bilder / Tabellen	10 Pkt. (fett)

Quelle: Auszug aus den Formalen Leitlinien für Studierende zur Erstellung von Hausarbeiten im Fachbereich Gesundheitswissenschaften der IB Hochschule Berlin [Stand 2011-06-15].

Abbildung 4: Formale Leitlinien

Anhang 3: Ein mögliches Prüfungsschema

Tabelle 3: Bewertungsbogen Hausarbeit

Beurteilungsbogen zur Hausarbeit "Titel der Hausarbeit"						
Kriterien / Noten	--	-	0	+	++	Bemerkungen
Erfassen, Entwickeln und Darstellen der in der Themendarstellung enthaltenen Problemstellung; Hinführung zum Thema						
Sprachliche Angemessenheit (Stil, richtige Definition und Verwendung der für die Problemstellung wichtigen Begriffe, präzise Anwendung der Fachsprache)						
Logischer bzw. systematischer Aufbau der Arbeit						
Schlüssigkeit der Argumentation						
Vollständigkeit der Ausführung, Bearbeitungstiefe						
Angemessenheit der wissenschaftlich-theoretischen Fundierung						
Literaturauswahl (Umfang, Zweckmäßigkeit, Aktualität)						
Beachtung formaler Vorschriften (Nachweise, Titelblatt, Rand, etc.) Rechtschreibung, Zeichensetzung						
Eigenständige Beiträge (Hinweise auf übergreifende Zusammenhänge, weiterführende Fragen, Theorie-Praxisbezug, Lösungsansätze, eigene Konzepte)						
Sonstiges						

Quelle: Bewertungsbogen von Hausarbeiten der TU-Kaiserslautern für Studiengänge, 16. Jahrgang - Fachbereich Sozialwissenschaften